BEI GRIN MACHT SICH IHR WISSEN BEZAHLT

- Wir veröffentlichen Ihre Hausarbeit,
  Bachelor- und Masterarbeit

- Ihr eigenes eBook und Buch -
  weltweit in allen wichtigen Shops

- Verdienen Sie an jedem Verkauf

Jetzt bei www.GRIN.com hochladen
und kostenlos publizieren

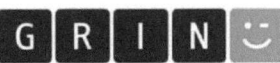

Bibliografische Information der Deutschen Nationalbibliothek:

Die Deutsche Bibliothek verzeichnet diese Publikation in der Deutschen National-
bibliografie; detaillierte bibliografische Daten sind im Internet über http://dnb.d-
nb.de/ abrufbar.

Impressum:

Copyright © 2017 GRIN Verlag, Open Publishing GmbH
Druck und Bindung: Books on Demand GmbH, Norderstedt Germany
ISBN: 9783668585010

Dieses Buch bei GRIN:

http://www.grin.com/de/e-book/382573/herausforderung-fuer-die-pflege-im-
seniorenheim-mit-bewohnern-anderer-glaubensgemeinschaften

Brigitte Blechinger

Herausforderung für die Pflege im Seniorenheim mit Bewohnern anderer Glaubensgemeinschaften mit besonderer Berücksichtigung islamischer Bewohner

GRIN Verlag

GRIN - Your knowledge has value

Der GRIN Verlag publiziert seit 1998 wissenschaftliche Arbeiten von Studenten, Hochschullehrern und anderen Akademikern als eBook und gedrucktes Buch. Die Verlagswebsite www.grin.com ist die ideale Plattform zur Veröffentlichung von Hausarbeiten, Abschlussarbeiten, wissenschaftlichen Aufsätzen, Dissertationen und Fachbüchern.

Besuchen Sie uns im Internet:

http://www.grin.com/

http://www.facebook.com/grincom

http://www.twitter.com/grin_com

Hamburger Fern-Hochschule

Gesundheits- und Sozialmanagement

Hausarbeit zum Thema:

Herausforderung für die Pflege im Seniorenheim mit Bewohnern anderer Glaubensgemeinschaften mit besonderer Berücksichtigung islamischer Bewohner

Brigitte Blechinger

Gliederung

1. Einleitung

Mit dieser Arbeit möchte die Autorin auf eine neue, noch ungewohnte und nicht alltägliche Pflegesituation im Umgang mit Menschen mit Migrationshintergrund im Seniorenwohnhaus eingehen.

Derzeit sind Bewohner mit Migrationshintergrund noch sehr selten im Seniorenwohnhaus. In den nächsten Jahren wird es immer öfter zu Heimaufnahmen kommen, bei denen die Bewohner nicht immer den großen Glaubensgemeinschaften, katholisch oder evangelisch, angehören. Aufgrund der „Gastarbeiterpolitik" der 1960iger Jahre kam es zwischen 1969 und 1973 zu einer hohen Einwanderungsrate aus den Ländern des ehemaligen Jugoslawien (78,5%) und der Türkei (11,8%). Nach derzeitigen Schätzungen des Österreichischen Intergrationsfonds (ÖIF) gehören 2017 rund 700.000 Menschen in Österreich dem islamischen Glauben an. Genaue Zahlen sind nicht möglich, da die Religionszugehörigkeit seit 2001 nicht mehr erhoben wird.

Der Wandel der Zeit macht es erforderlich, dass auch muslimische Senioren nicht immer zuhause in der Großfamilie bleiben können. Anhand des nachfolgenden Rechenbeispiels wird verdeutlicht inwieweit der Bedarf an Pflegebetten steigen könnte.

Lt. Statistik Austria sind derzeit 18,5% der Bevölkerung in Österreich über 65 Jahre. Rund 10% der über 65-jährigen leben in stationären Einrichtungen wie Seniorenwohnhäusern. Bei der Bevölkerung mit Migrationshintergrund ist es ein Prozentsatz von 5,96%. Rechnet man dies auf die 700.000 Muslime in Österreich auf, sind es derzeit rund 41.000 über 65. Bezieht man diese Zahl auf jene Personen die in einer stationären Einrichtung leben, würden rund 4.100 Personen einen Platz im Seniorenwohnhaus benötigen. (vgl. Statistik Austria 2017)

Die Zahl der jetzt 20 bis 40-jährigen ist bei weitem höher und wird in ca. 20 Jahren einen noch deutlicheren Unterschied erkennen lassen.

Anhand dieses Rechenbeispiels lässt es sich gut erkennen, dass sich in den nächsten Jahren ein Bedarf an Pflegebetten im Seniorenwohnhaus ergeben wird, dem man Aufmerksamkeit schenken muss, um den Bedürfnissen dieser Menschen gerecht zu werden.

In der Medizin und Pflege kommt es zunehmend mehr zu Berührungspunkten mit anderen Kulturen und Religionen die nicht immer konfliktfrei verlaufen. Kommunikationsprobleme durch verschiedene Sprachen oder Gesten sorgen für falsches oder nicht Verstehen. Das nicht kennen sowie auch nicht beachten von Riten und Bräuchen erschweren das Miteinander in der Pflege. Es fällt uns nicht leicht einen anderen Glauben zu verstehen oder eine andere Kultur zu akzeptieren, welche nicht unseren entsprechen.

Ein Zitat von Bixa unterstreicht dies treffend:

„Fremde Länder, Menschen, Gerüche, Tänze, Brauchtum und Religiosität werden in der Regel als faszinierend erfahren, solange die Distanz zur Fremdheit kontrollierbar bleibt" (Bixa, 2005: 8).

Somit stellt sich die Frage welche strukturellen Änderungen aus Sicht des Managements möglich und notwendig sind um den pflegerischen Alltag mit Bewohnern anderer Glaubensgemeinschaften, mit besonderer Berücksichtigung islamischer Bewohner und derer glaubensbedingter Einstellung zur Pflege, gerecht zu werden.

Diese Arbeit soll das Verständnis und die Akzeptanz von anderem Verhalten im Bereich der Pflege und des Managements fördern und ermutigen sich mit verschiedenen Kulturen auseinander zu setzen.

2.   Der Glaube Islam und Christentum

Der islamische und christliche Glauben sind beide als abrahamitische Religionen eng miteinander verwandt und weisen auch eine Reihe an Gemeinsamkeiten auf. (vgl. Zielke-Nadkarni 2003a: 608)

„Von der Antike bis zur Neuzeit galt der religiöse Glaube als eine Form des Wissens, die durch Überlieferung erworben wird. Mit dem Empirismus der Neuzeit wurde der Begriff „Wissen" auf die sichtbare Erfahrungswelt beschränkt, und der Glaube wurde zur Gefühlsentscheidung" (Zielke-Nadkarni 2003a: 348).

Zielke-Nadkarni beschreibt, dass Religionen versuchen, die Beziehung zwischen Mensch, Kosmos und Welt zu erklären und den Sinn dahinter näher zu bringen. Der

Glaube hilft dem Menschen, gegen Krankheit anzukämpfen, sowie Tod, Unglück oder Katastrophen zu verarbeiten. Sie geben dem Gläubigen innere Sicherheit und verleihen den Mitgliedern einer Glaubensgemeinschaft ein Zusammengehörigkeitsgefühl. Einzelne Religionen sehen bestimmte Riten vor wie zum Beispiel die Taufe nach der Geburt, die Krankensalbung im katholischen Gauben bzw. die rituelle Reinigung oder das Fasten zu Ramadan im muslimischen Glauben.

Für viele Menschen bietet der Glaube in einer fremden Heimat eine Lebensorientierung. In dieser fremden Umgebung müssen sie ihre eigene Identität mit neuen kulturellen Werten vergleichen und gegebenenfalls neu überdenken. Kommen gläubige muslimische Einwanderer in ein christlich geprägtes Land, entwickeln sie Strategien um ihre kulturell-religiöse Identität bewahren zu können. Dies kann dazu beitragen eine psychische Stabilisierung des Migranten zu erreichen. (vgl. Wunn 2006: 61f.)

Im Folgenden werden die beiden Religionen vorgestellt und die Unterschiede herausgearbeitet.

1.2 Der Islam

Der Islam ist im Vergleich zu den anderen Religionen eine verhältnismäßig junge Religion und begründet sich auf den Lehren Mohammeds. Mohammed empfängt über einen Zeitraum von 22 Jahren die Nachrichten Allahs welche erst 23 Jahre nach Mohammeds Tod in den heute bestehenden Korantext aufgeschrieben wurden. Mohammed stirbt vermutlich 632. Einen Nachfolger hat Mohammed nicht bestimmt.

Bald nach seinem Tod spaltet sich die muslimische Gemeinde in zwei Gruppen, die Sunniten und die Schiiten - eine Spaltung, die bis heute andauert. Das Ursprungsgebiet des Islam ist die arabische Halbinsel und er hat sich über ganz Vorder- und Zentralasien, den Indischen Subkontinent und Südostasien bis zu den Philippinen ausgebreitet. In großen Teilen Afrikas sowie Teilen Europas (Europäische Türkei, Albanien, Bosnien und der Kosovo) ist der islamische Glaube vertreten.

Die wichtigsten jährlichen Feste des Islams sind der Ramadan, das Fastenbrechen und das Opferfest als wichtigstes Fest.

Die heilige Schrift des Islams ist der Koran. Er beinhaltet 114 Suren die wiederum aus unterschiedlich vielen Versen bestehen. Geistliches Oberhaupt und Leiter der jeweils selbständigen islamischen Gemeinde ist der Imam.

2.1.1 Die Religion

Die Begriffe Islam und Muslim leiten sich von dem arabischen Verbum „aslama", übersetzt: übergeben, sich ergeben, sich hingeben, ab. Islam ist das Verbalnomen „sich" dazu. Muslim ist das Partizip: der sich ergebende. (vgl. Halm 2007)

Halm erläutert in seinen historischen Grundlagen des Islam, dass die Verbindung der Muslime der Glaube an einen Gott und dessen Offenbarung durch den Propheten Mohammed ist. Diese Offenbarung wurde im Koran niedergeschrieben und daraus lässt sich laut Halm definieren: „Muslim ist, wer den Koran als Offenbarung des einen, einzigen Gott anerkennt."

Der Koran ist die heilige Schrift der Muslime. Er beinhaltet 114 Suren, die in circa 6200 Verse unterteilt sind und gilt für alle Lebenslagen. Im Islam sind die Plichten der Muslime festgelegt, die alle Muslime einzuhalten haben. Diese Pflichten werden auch die fünf Säulen oder das Gebäude des Glaubens genannt.

1. Das Glaubensbekenntnis (Schahada)

„Ich bezeuge, dass es keinen Gott gibt außer Allah, und ich bezeuge, dass Muhammad Sein Diener und Sein Gesandter ist."

2. Die fünf täglichen Gebete (Salat)

Die Zeiten für die Gebete sind wie folgt festgelegt: vor Sonnenaufgang, zur Mittagszeit, am Nachmittag, nach Sonnenuntergang und in der Nacht. Die Gebete helfen dem Muslim sich der ständigen Gegenwart Allahs bewusst zu sein und helfen dem Betenden dabei nicht vom rechten Pfad abzuweichen.

3. Die Wohltätigkeit gegenüber den Mitmenschen (Zakat)

Großzügigkeit und Mildtätigkeit ist zur Läuterung der eigenen Seele und zur Annäherung Allahs ein wichtiger Bestandteil des Islam. Dem Muslim/der Muslima ist auferlegt freiwillig, wann immer es ihm möglich ist, Gaben zu verteilen. Mit einer Almosensteuer (Zakat) wollen muslimische Gemeinden gewährleisten, dass niemand des grundsätzlichen Rechts auf ein menschenwürdiges Dasein beraubt wird.

4. Das Fasten während des Ramadan (Saum)

Ramadan ist der neunte Monat des islamischen Kalenders. Dieses Fasten ist allen Muslimen vorgeschrieben. Es gibt Ausnahmen, in welchen das Fasten nicht eingehalten werden muss, z.B. Reisende, Alte, Kranke, Frauen während der Menstruation, Schwangere oder Frauen die Stillen. Das Fasten beginnt vor Anbruch der Morgendämmerung und dauert bis nach Sonnenuntergang. Während dieser Zeit entbehrt sich der Muslim/die Muslima des Essens, Trinkens von Wasser oder anderen Getränken, des Geschlechtsverkehrs mit seinem Ehepartner und des Rauchens. Das Fasten lehrt den Muslim/die Muslima Selbstdisziplin und Beherrschung und läutert gleichzeitig Seele und Körper, und es stärkt das Gottesbewusstsein.

5. Die Pilgerfahrt nach Mekka (Haddsch)

Jedem Muslim sollte es möglich sein zumindest einmal in seinem Leben nach Mekka zu reisen. Diese Pilgerfahrt soll helfen Allah näher zu kommen.

Die fünf Säulen des Glaubens bilden den Rahmen des Lebens eines Muslims.

Die Ehre ist eines der wichtigsten Güter in der Familie (vgl. Wunn 2006: 132). Im Islam wird auch sehr großer Wert auf die alternden Eltern gelegt und dies ist im Koran festgehalten: „Dein Herr hat geboten: «Verehret keinen denn Ihn, und (erweiset) Güte den Eltern. Wenn eines von ihnen oder beide bei dir ein hohes Alter erreichen, sage nie "Pfui!" zu ihnen, und stoße sie nicht zurück, sondern sprich zu ihnen ein ehrerbietiges Wort.»" (Sure Isrâ, 17:23)

In der Religion ist ebenfalls das Tragen von verhüllender Kleidung geregelt. Im Koran sagt Gott zu den gläubigen Männern und Frauen, dass sie ihre Blicke niederschlagen und sich anständig bekleiden sollen. Er (Gott) spricht besonders Frauen an wenn er sagt, sie sollen ihren Schmuck nicht zur Schau tragen, außer dem, was offensichtlich ist, und sie sollen ihre Tücher über ihre Körper ziehen. (vgl. Koran 24: 30-31)

2.1.2 Krankheitsverständnis

Blickt man auf das Krankheitsverständnis der Muslime, erkennt man schnell, dass die Krankheit immer als ganzheitlich gesehen wird. Ganzheitlich heißt: es erkrankt der ganze Mensch und nicht nur das einzelne Organ. Der islamische Patient ist der Ansicht Krankheit kommt von außen und umfasst den ganzen Körper. Krankheiten werden somit als Strafe Allahs verstanden wenn z.B.: Tabus übertreten oder missachtet werden, sowie religiöse Vorschriften nicht eingehalten werden. Der erkrankte Mensch fühlt sich als ausgeliefert und glaubt zur Gesundung nichts beitragen zu können. (vgl. Zielke-Nadkarni 2003a: 349f.). Zum ganzheitlichen Krankheitsverständnis kommt noch hinzu das hier auch die Familie mit eingebunden wird.

Weiters sind sie in dem Glauben, dass ihr Verhalten oder ihre Lebensweise keinen Einfluss auf ihren Gesundheitszustand haben. Im Islam gilt jedoch, dass der Muslim/die Muslima auf seine/ihre Gesundheit achten und diese bewahren soll, da diese eine Gabe Allas ist. Muslime haben jedoch auch die Einstellung, dass Allah das Schicksal der Menschen in der Hand hält und über Gesundheit oder Krankheit entscheidet. (vgl. Becker 2006).

2.1.3 Pflegerelevante Besonderheiten

Die Waschung vor dem Gebet ist obligatorisch, es wird empfohlen dabei mit der rechten Seite zu beginnen. Die Verwendung von kaltem oder warmen Wasser spielt keine Rolle jedoch ist es verboten, dass jemand das Wasser vorher berührt (vgl. Becker, Wunderer und Schultz-Gambard 2006: 14).

Im Koran steht geschrieben, dass Männer und Frauen nicht im selben Raum sein dürfen, außer es ist jemand aus der Familie. Daraus ergibt sich, dass in der Pflege immer darauf geachtet werden sollte, dass eine Frau eine Frau pflegt und ein Mann einen Mann. Zu beachten ist auch, dass sich Muslime nur unter fließendem Wasser waschen und im Intimbereich nur mit der linken Hand. Weibliche Muslime werden sich vor fremden Menschen nie nackt zeigen. Das sich auf die Bettkante setzten bedeutet bereits ein Eindringen in die Privatsphäre. Alleine das Beachten dieser wenigen Punkte kann das Miteinander in der Pflege schon erheblich erleichtern und die Würde des Menschen wahren.

2.1.4 Sterben

Auch im Sterbeprozess gibt es einiges zu beachten um die Möglichkeit zu schaffen nach dem islamischen Glauben sterben zu dürfen. Bei Muslimen ist es üblich den Sterbenden nicht alleine zu lassen. Auch sollte es möglich sein den Angehörigen die spirituelle Sterbebegleitung zu ermöglichen. Üblicherweise wird der Sterbende von einem Imam begleitet werden. Jede muslimische Gemeinde hat einen Imam der jederzeit gerufen werden kann.

Die Versorgung nach dem Tod darf unter keinen Umständen von einem unreinen (nicht muslimischen) Menschen durchgeführt werden. Der Leichnam sollte auf die rechte Seite gelagert und der Kopf leicht angehoben werden um danach in Blickrichtung Mekka begraben zu werden.

Die rituelle Waschung des Verstorbenen übernimmt eine gleichgeschlechtliche Person islamischen Glaubens oder der Ehepartner. Anschließend wird der/die Tote/Toter in ein weißes Tuch gewickelt. Gemäß dem Koran sollte der/die Verstorbene innerhalb von 24 Stunden bestattet werden. Ist es nicht möglich, dass der Verstorbene von einem Muslim versorgt wird, ist darauf zu achten den Leichnam nicht mit bloßen Händen zu berühren und bei der Versorgung Handschuhe zu tragen (vgl. Geschäftsstelle des Oö. Religionsbeirates 2017: 32)

2.2 Das Christentum

Das Christentum ist eine Religion die aus dem Judentum hervorging. Sie basiert auf den Lehren und Wundern Jesu. Jesus wird als der Sohn Gottes gesehen und wurde wahrscheinlich im Jahr 31 gekreuzigt. Die Lehren Jesu wurden von Aposteln und seinen Jüngern weiterverbreitet. Christen leben nach den 10 Geboten die von Gott an Moses am Berg Sinai weitergegeben wurden. Das Christentum war geprägt von Verfolgung und Machtkämpfen. Es entwickelten sich eine Reihe von Konfessionen die dem Christentum zugeordnet werden. Die am meisten vertretenen Konfessionen im deutschsprachigen Raum sind katholisch, orthodox und protestantisch.

Die wichtigsten jährlichen Feste im Christentum für alle Konfessionen sind Weihnachten, Karfreitag, Ostern und Pfingsten. Bei den Protestanten gilt der Karfreitag als höchster Feiertag. Der Sonntag, der Tag des Herrn, ist der wichtigste Tag der Christen. Er wird dazu verwendet in die Kirche zu gehen und die Arbeit ruhen zu lassen.

Die heilige Schrift ist die Bibel. Sie ist in das Alte und Neue Testament unterteilt. Im Alten Testament sind die altjüdischen Religionstexte zu finden, sowie die 10 Gebote.

Das Neue Testament besteht aus den vier Evangelien die das Wirken und die Wundertaten von Jesus beschreiben und aus der sogenannten Apostelgeschichte. Der Papst ist das geistliche Oberhaupt.

2.2.1 Die Religion

Die Christen glauben an einen Gott. Jesus von Nazareth gilt bei den Christen als der Sohn Gottes und Messias. Jesus zog als Prediger durch das Land und setzte sich für Arme und Benachteiligte ein und heilte Kranke. Jesus forderte die Menschen dazu auf, sich an die Zehn Gebote zu halten und friedlich, fair und gerecht miteinander zu leben und füreinander zu sorgen.

Die zehn Gebote beruhen auf Nächstenliebe und gegenseitiger Fürsorge. Sie sollen dem Gläubigen eine Orientierung für ein christliches Leben sein. Der christliche Glaube gibt dem Gläubigen Halt in allen Lebenslagen und hilft ihm bei Krisen, Verlusten oder Katastrophen (vgl. Tovar 2017)

Die zehn Gebote:

1. Gebot: Du sollst den Herrn, deinen Gott anbeten und ihm dienen
2. Gebot: Du sollst den Namen Gottes nicht verunehren
3. Gebot: Du sollst den Tag des Herrn heiligen
4. Gebot: Du sollst Vater und Mutter ehren
5. Gebot: Du sollst nicht töten
6. Gebot: Du sollst nicht die Ehe brechen
7. Gebot: Du sollst nicht stehlen
8. Gebot: Du sollst nicht falsch gegen deinen Nächsten aussagen
9. und 10. Gebot: Du sollst nicht begehren deines Nächsten Frau. Du sollst nicht begehren deines Nächsten Gut

Neben den zehn Geboten sind auch die sieben Sakramente in der christlichen Kirche von großer Bedeutung.

Taufe: Sakrament der Neugeburt als Kind Gottes

Eucharistie: Sakrament der lebendigen Gegenwart Gottes

Firmung: Sakrament der Initiation und der Stärkung

Ehe: Sakrament der Gegenwart Gottes in der Liebe

Beichte: Sakrament der Vergebung und der Versöhnung

Krankensalbung: Sakrament der Heilung

Priesterweihe: Sakrament der verbindlichen Nachfolge

Das lateinische Wort „sacramentum" bedeutet „Heilszeichen, Heilsmittel, Heilsweg, sichtbares Zeichen der verborgenen Heilswirklichkeit" („sacer" – „heilig, unverletzlich"). Die Sakramente gelten als sichtbares Zeichen um eine Verbindung mit der göttlichen Welt herzustellen. Sie stellen eine rituelle Handlung dar, zu der drei Dinge erforderlich sind: Die gültige Materie, die korrekte Formulierung und die Absicht des Spenders zumindest das tun zu wollen, was die Kirche durch den Ritus erreichen will. Das Wort Sakrament ist in der Bibel nicht zu finden, sie beschreibt nur was darunter zu verstehen ist.

Wird ein Gebot gebrochen so kann man durch das Sakrament der Beichte von seinen Fehlern befreit werden. Gerade bei älteren Menschen hat zum Beispiel die Beichte und die Krankensalbung im letzten Lebensabschnitt große Bedeutung.

2.2.2 Krankheitsverständnis

Alban betont, dass im deutschsprachigen Raum Gesundheit nicht unbedingt mit Glück gleichgesetzt wird. Erkrankt der Mensch, beteiligt er sich zum größten Teil aktiv am Heilungsprozess. (vgl. Alban 2000: 175f.) Zielke-Nadkarni erläutert, dass nach christlichem Denken Krankheit ein von Gott gesandtes Mittel zur Besinnung ist, mit dem Ziel aufmerksam zu machen. (Zielke-Nadkarni 2003a: 619).

Im Gegensatz zum Islam wird im europäischen Raum die Krankheit vom Patienten nicht als ganzheitlich gesehen, sondern von der Medizin.

2.2.3 Pflegerelevante Besonderheiten

Generell gibt es bei Christen aufgrund der Religion keine pflegerelevanten Besonderheiten die mit dem Islam vergleichbar wären. Dennoch sollte man mit den christlichen Riten vertraut sein und die wichtigsten davon beachten.

Bei der Nahrung ist bei christlichen Patienten kein besonderes Speisegebot zu beachten. Es soll höchstens beachtet werden ob ein gläubiger Christ an Freitagen, dem Todestag Jesu, auf Fleisch verzichten möchte. Die Fastenzeit vor Ostern muss sich nicht immer auf Ernährung beziehen. Es kann auch auf etwas anderes verzichtet werden.

Im Bereich der letzten Lebensphase sollte vor allem bei orthodoxen und römisch-katholischen Gläubigen an das Sakrament der Krankensalbung als rituelle Stärkung gedacht werden und diese auch angeboten werden. Wenn es gewünscht wird sollte das Ritual von einem Pfarrer durchgeführt werden.

Aus eigener Erfahrung ist es dem/der Bewohner(in) zum Teil unangenehm von einem anderen Geschlecht gepflegt zu werden. Bei älteren Bewohnern kann diese Ablehnung in der Biographie verankert sein. Hier wäre gute Biographiearbeit oder Validation eine Möglichkeit die Bedürfnisse und Ängste der Bewohner zu erfassen und darauf zu reagieren.

2.2.4 Das Sterben

Der gläubige katholische Christ möchte gerne im Sterbeprozess von einem Pfarrer begleitet werden. Auf jeden Fall soll hinterfragt werden, bei Angehörigen oder bei Aufnahme vom Patienten selber, ob ein geistlicher Beistand gewünscht wird.

Im Sterbefall gilt in vielen christlichen Kirchen „die letzte Ölung" als Ritus, der von einem Pfarrer oder einer Pfarrerin durchgeführt werden kann. Im Aufbahrungsraum sollte ein Kreuz hängen und es sollten Kerzen aufgestellt werden.

Manche gläubige Christen besitzen einen Rosenkranz, den man dem/der Verstorbenen um die Hände legen soll.

2.3 Gegenüberstellung Islam und christlichem Glauben

Bei oberflächlicher Betrachtung erkennt man viele Gemeinsamkeiten zwischen Islam und christlichem Glauben. Man findet im Ursprung der Religionen, dass sie beide abrahamitische Religionen sind. In beiden Religionen wird berichtet, dass die Botschaft Gottes in einem Buch niedergeschrieben wurde. Koran und Bibel sprechen von dem einen unendlichen Gott der ewig lebt.

Nennt man im Islam die Lebensregeln des Glaubens „Die fünf Säulen", werden sie bei den Christen „10 Gebote" genannt. Beides sind von Gott verkündete Regeln die den Gläubigen helfen sollen, ein ehrbares Leben zu führen. Sowohl Christen als auch Muslime glauben, wenn sie nach den Regeln Gottes leben, ins Paradies zu kommen.

Beide Religionen sprechen auch vom Leben nach dem Tod und dem jüngsten Gericht. So lassen sich beliebig viele Beispiele beim Vergleich der Religionen finden.

Jedoch sind auch einige große Unterschiede finden. So ist im Islam Jesus nur ein Prophet und nicht Gottes einziger Sohn und darf auch nicht als solcher verehrt werden. Die Christen begehen mit ihrer Dreieinigkeit, die im Koran Vater, Sohn und Mutter umfasst, die größte Sünde überhaupt: die Vielgötterei. Die Eckpfeiler biblischer Dogmatik Kreuzigung, Erlösung, Gottesbotschaft und Dreieinigkeit, sind aus Sicht des Korans Gotteslästerung.

3.   Tabu

Der Begriff Tabu ist mittlerweile so selbstverständlich, dass niemand mehr nach seiner Herkunft fragt. Die Karriere dieses Begriffes begann um die Wende des 20. Jahrhunderts.

Der Tabubegriff fand vermutlich durch Kapitän James King eine erste Würdigung. Er gab den Lesern erklärende Hinweise über die Ernährungsgewohnheiten und vielfältigen Verbotsregeln der Polynesier an die Hand, welche dann von James Cook detailliert beschrieben und unter einem Oberbegriff subsumiert wurden. Entscheidende Bedeutung für die weitere Befassung mit dem Tabubegriff dürften die in der Südsee tätigen Missionare im 19. Jahrhundert gehabt haben. Carl E. Meinicke schrieb: „Tabu ist eine »dem göttlichen Wesen einwohnende Kraft, welche sich darin äußert, daß [!] alles, worauf sie sich ausdehnte, dem Gebrauch des gewöhnlichen Menschen entzogen wurde«" (vgl. Krecht 2002, Zit. n. C.E. Meinicke 1844: 22).

3.1   Definition Tabu

Das Tabu, ist laut Duden folgend definiert: Es ist das Verbot eine bestimmte Handlung auszuführen, besonders geheiligte Personen oder Gegenstände zu berühren, anzublicken, zu nennen und bestimmte Speisen zu genießen.

Bildersprachlich definiert Duden das Tabu als ungeschriebenes Gesetz, das aufgrund bestimmter Anschauungen innerhalb einer Gesellschaft verbietet, bestimmte Dinge zu tun.

„Ursprünglich verbot das Tabu, bestimmte Handlungen auszuführen, geheiligte Personen bzw. Kultgegenstände zu berühren. Wer es durchbrach, wurde außerhalb der Gruppe gestellt" (Kuhlmey 2005: 11).

3.2 Tabus im islamischen Glauben

Das Wort Haram bedeutet, nach islamischem Glauben, verboten. Es ist mit dem Wort Tabu gleichzusetzen, es drückt aus was verboten ist und beide Worte finden sich in der jeweiligen Religion wieder.

„In vielen Ländern, aus denen unsere Klientinnen stammen, stellt öffentliche Nacktheit ein Tabu dar. Dieses wurzelt im islamischen Recht, das Nacktheit und Scham eindeutig definiert" (Schediwy 2005: 67).

Im islamischen Glauben sind jegliche Genitalien ein stark schambesetzter Tabubereich, der meistens nur mit Gleichaltrigen gleichen Geschlechts oder mit „Experten" besprochen wird. Oft bereitet schon das Benennen der Geschlechtsteile in der Öffentlichkeit große Probleme (vgl. David 2001: 154f.).

Ein weiterer großer Tabubereich ist auch der Körperkontakt zwischen Männern und Frauen. Selbst das Händeschütteln stellt schon ein Problem dar, wenn es sich um strenggläubige Muslime handelt. Ebenso sind intensive Blickkontakte zwischen Mann und einer verheirateten Frau nicht erlaubt, da dieser ein eindeutiger Annäherungsversuch ist. Tabu sind ebenfalls Gespräche über die Intimsphäre zwischen Angehörigen unterschiedlichen Geschlechts, auch innerhalb der Familie.

Somit ist zu beachten, dass eine für uns in der Pflege alltägliche Handlung, wie das auf die Bettkante setzen eines Pflegers, ein großes Problem für eine Muslima bedeuten kann.

3.3   Interview mit einer Muslima

Eine Unterhaltung mit einer befreundeten Muslima gab der Autorin einen Einblick und Überblick über die großen Tabuthemen des Islam. Das Gespräch musste mit äußerstem Feingefühl geführt werden, da es sich um ein sehr heikles Thema handelt und sie den Wunsch äußert, die Aussagen mit Respekt und Würde zu behandeln.

Mit der Bitte ihren Namen nicht in dieser Arbeit zu verwenden, haben wir uns auf den Namen Anna geeinigt.

Anna ist eine gläubige Muslima, 45 Jahre alt, aus der Türkei stammend und hat in ihrem Heimatland das Diplom für Gesundheits- und Krankenpflege abgelegt und viele Jahre in der Türkei im Krankenhaus gearbeitet. Als Zeichen ihres Glaubens trägt sie ein Kopftuch und hat die Arme und Beine stehts mit Kleidung bedeckt. Anna kam vor 15 Jahren nach Österreich und hat sich sehr gut integriert.

Sie ist selber in der Pflege, nach österreichischem Recht nicht nostrifiziert, als Pflegehelferin tätig und war sehr oft und sehr lange bei der Arbeitssuche mit den Ausgrenzungen wegen des Kopftuches konfrontiert. Sie erzählte mir, dass ihr Mann sie aufgefordert hätte, das Kopftuch nicht zu tragen um leichter eine Arbeit zu bekommen. Daraufhin äußerte sie ihm gegenüber: „Ich trage mein Kopftuch aus Überzeugung und ich werde meinen Glauben nicht verleugnen."

Heute, als Pflegerin in der Hauskrankenpflege, kennt sie die Bedürfnisse von muslimischen Patienten. Oft erzählen ihre Patientinnen wie unangenehm es ist, wenn ein Mann zur Pflege kommt. Ebenso schwierig sei die Situation, wenn eine nicht muslimische Pflegerin einen Mann pflegen möchte. Oftmals, so schildert Anna, verweigern sie dann die Pflege.

Ein großes Problem, stellt Anna fest, ist die sprachliche Barriere. Der Patientenkreis der Zuwanderer ist im Allgemeinen eher im Greisenalter und hat die deutsche Sprache nie richtig erlernt. Oft werden ja und nein verwechselt. In der Türkei heißt ein mit dem Kopf nicken und der Zunge schnalzen ein „Nein", wobei dies sehr unserem „Ja" ähnelt. Ein „Ja" wird mit einem mehrmals nach unten geneigtem Kopf angezeigt. Diese nonverbalen Kommunikationsmissverständnisse können weitreichende Folgen mit sich ziehen.

Die Berührung eines Patienten während der Pflege ist unumgänglich und bedeutet für muslimische Männer und Frauen gleichermaßen eine große Scham. Anna erklärt mir, dass besonders in der Pflege sehr große Unterschiede zwischen christlichen und muslimischen Glauben existieren. Selten wird darauf geachtet, dass beim Waschen des Patienten oder der Patientin so wenig Haut wie möglich freigelegt werden soll. Ebenso achtet kaum jemand darauf Muslime unter fließendem Wasser zu waschen. Anna merkt an, dass dies aus Unwissen, und nicht aus Bosheit geschieht und nonverbale Kommunikation oft falsch verstanden wird.

Nicht selten kommt es vor, dass ein Patient oder eine Patientin um sich schlägt, da sie eigentlich „Nein" gemeint hat und es als „Ja" verstanden wurde. Im Team wird dann besprochen, dass es unmöglich ist Herrn X oder Frau Y zu pflegen, da sie sich aggressiv verhalten.

Gemeinsam haben die Autorin und Anna im Jahr 2015 im Kollegenkreis einen Informationsabend veranstaltet und versucht die Kolleginnen und Kollegen zu sensibilisieren. Die ersten Erfolge berichtete mir Anna nach nur drei Wochen. Einige der Patientinnen und Patienten berichteten, dass sich vieles verbessert hat.

Anna ist im Jahr 2016 wieder in die Türkei zurückgegangen, da ihr Schwiegervater verstorben ist. Ihr Mann hat nun die Rolle des Familienoberhauptes übernommen und Anna musste schweren Herzens sowie mit viel Wehmut mitgehen.

4. Was bedeutet Pflege

Das Wort „Pflege" an sich hat mehrere Bedeutungen: zum einen bedeutet es das Pflegen, die sorgende Obhut. Eine weitere Bedeutung ist die Behandlung mit den erforderlichen Maßnahmen zur Erhaltung eines guten Zustands. Weiters wird es im Duden auch mit Mühe um die Förderung oder [Aufrecht]erhaltung von etwas Geistigem [durch dessen Betreiben, Ausübung] beschrieben. (Duden)

4.1 Die Weltgesundheitsorganisation (WHO) sagt zu Pflege

Der gesellschaftliche Auftrag der Pflege ist es, dem einzelnen Menschen, der Familie und ganzen Gruppen dabei zu helfen, ihr physisches, psychisches und soziales Potential zu bestimmen und zu verwirklichen, und zwar in dem für die Arbeit anspruchsvollen Kontext ihrer Lebens- und Arbeitsumwelt. Deshalb müssen die Pflegenden Funktionen aufbauen und erfüllen, welche die Gesundheit fördern und erhalten sowie Krankheit verhindern. Zur Pflege gehört auch die Planung und Betreuung bei Krankheit und während der Rehabilitation, und sie umfasst zudem die physischen, psychischen und sozialen Aspekte des Lebens in ihrer Auswirkung auf Gesundheit, Krankheit, Behinderung und Sterben. Pflegende gewährleisten, dass der Einzelne und die Familie, seine Freunde, die soziale Bezugsgruppe und die Gemeinschaft gegebenenfalls in alle Aspekte der Gesundheitsversorgung einbezogen werden und unterstützen damit Selbstvertrauen und Selbstbestimmung. Pflegende arbeiten auch partnerschaftlich mit Angehörigen anderer, an der Erbringung gesundheitlicher und ähnlicher Dienstleistungen beteiligten Gruppen, zusammen. (WHO 1993: S. 15)

4.2 Der Alltag im Seniorenwohnhaus

Der Alltag im Seniorenwohnhaus ist den westlichen Gewohnheiten angepasst. Am Morgen wird die Pflege durchgeführt bevor das Frühstück und die Medikamente gereicht werden. Der Vormittag wird meist mit der Versorgung der schweren Pflegefälle verbracht. Zu Mittag wird gegessen und anschließend kann sich, wer gerne möchte, zur Mittagsruhe zurückziehen.

Am Nachmittag wird die Zeit mit den Bewohnern für Gespräche oder Beschäftigung wie Spazierengehen, Spiele spielen, lesen oder auch Backen verbracht. Danach folgt relativ früh ein Abendessen um danach mit der Abendpflege zu beginnen und die hilfsbedürftigen Bewohner zu Bett gebracht.

Der Nachtdienst, der meist zu zweit absolviert wird, gibt die nötigen Medikamente aus und begleitet die letzten Bewohner noch zu Bett. Danach wird im 2 Stundenrhythmus ein Kontrollgang abgehalten und wenn nötig Lagerungen durchgeführt sowie auf die Glocke gegangen.

4.3 Probleme aus Sicht des Pflegepersonals

Mögliche Problemfelder sind zu bedenken, die in der Betreuung von islamischen Patienten auftreten können. Dazu zählen die Verpflichtung zum fünfmaligen Gebet, das Fasten und die Speisevorschriften. Auch die Hygiene, die Wahrung der Intimsphäre im Seniorenwohnhaus, sowie das Schamgefühl gegenüber gegengeschlechtlichen Pflegekräften können zu Problemen führen, gibt Wunn zu bedenken

Das größte Problem aus Sicht des Pflegepersonals ist sicher das knappe Zeitmanagement, wodurch zu wenig Zeit bleibt um auf den Einzelnen einzugehen und sich mit seiner Problematik, wie zum Beispiel dem fehlenden Sprachverständnis, einzugehen. Dadurch entstehen zusätzlich Spannungen die zu Frust auf beiden Seiten führt.

Die Speisevorschriften, in denen ein Muslim kein Schweinefleisch essen darf, und auch kein Essen das damit in Berührung gekommen ist, stellt das Management und das Personal vor Herausforderungen.

Somit sieht sich das Pflegepersonal mit der Verweigerung von mehreren Seiten der Bewohner konfrontiert. Aufgrund des Unwissens über die Regeln im Islam und dem nicht Verstehen des Bewohners werden oft Grenzen überschritten und die Pflege wird dadurch sehr erschwert. Zum einen in der Pflege selbst und zum anderen bei der Nahrungsaufnahme.

Der Alltag im Seniorenheim wird aus Sicht des Pflegepersonals gestört, wenn sehr viele Angehörige zu Besuch kommen, wie in islamischen Ländern üblich, lange bleiben und gemeinsam mitgebrachte Speisen verzehren. Das Essen entspricht oft nicht den vorgeschriebenen Diäten wie z.b. bei Diabetes.

Als sehr schwierig kann es sich gestalten, dem Bewohner verständlich zu machen, dass während der Fastenzeit auf die pünktliche Medikamenteneinnahme nicht verzichten werden sollte (vgl. Wunn: 93ff.).

„Schwierig wird es bei Nichtverstehen der deutschen Sprache, den Patientinnen die richtige Handhabung der Medikamente zu erklären." (Schediwy : 75).

Die Zeit des Ramadans ist mit den verschobenen Essenszeiten organisatorisch kaum zu bewältigen. Das Personal ist im Nachtdienst zu gering besetzt um Bewohnern nach Sonnenuntergang und vor Sonnenaufgang das Essen zu servieren oder einzugeben.

4.4   Probleme aus Sicht des islamischen Heimbewohners

Der Umzug in ein Seniorenwohnhaus ist für alle Betroffenen eine große Herausforderung. Der festgelegte Tagesablauf, die fremde Umgebung und das Verlassen der Familie bzw. des gewohnten Zuhauses stellt eine enorme Umstellung für den neuen Bewohner dar. Oft wird es als eine Einschränkung der eigenen Unabhängigkeit gesehen. Ältere Menschen leben gerne in Traditionen und haben die Befürchtung, dass sie diese nicht mehr beibehalten können.

Islamische Heimbewohner fühlen sich beim Umzug in ein Seniorenwohnhaus noch mehr verunsichert. Auf Grund von teilweise mangelndem Sprachverständnis bei der Aufnahme verstehen sie nicht, was von ihnen verlangt wird.
Ein großes Problem stellt es für muslimische Bewohner dar, wenn sie nicht die Möglichkeit für das Gebet haben. Auch rituelle Waschung vor dem Gebet in einem eigenen Waschraum vorzunehmen ist nicht möglich und es stehen auch keine Gebetsräume zur Verfügung. Bei der rituellen Waschung stellt sich auch das Problem dar, dass das Personal nicht unterstützend helfen kann da es mit dem Ritus nicht vertraut ist.

Auf die Wahrung der Intimsphäre wird oftmals in der Pflege leider vergessen oder es wird ihr zu wenig Beachtung geschenkt. Diese soll jedoch vor allem bei Bevölkerungsgruppen, in denen der sexuelle Bereich mehr tabuisiert und das Schamempfinden höher ist, beachtet werden.

Viele islamische Frauen tragen ein Kopftuch um langes Frauenhaar zu verdecken. Es gilt als sehr erotisch und deshalb kann schon die Hilfe beim Haare waschen für die Frau eine Verletzung der Intimsphäre darstellen, was die Pflegepersonen beachten sollten (vgl. Wunn : 118, 149, 187f., 194).

Generell muss bedacht werden, dass im islamischen Recht Nacktheit und Scham eindeutig definiert sind. Da es in der Pflege unumgänglich ist den Körper zu entblößen um ihn waschen und auf Veränderungen betrachten zu können, findet hier eine weitere Verletzung der Intimsphäre statt. Wenn möglich sollte immer nur so wenig wie möglich entblößt werden, wenn die Pflege durchgeführt wird.

Das Pflegepersonal ist meist nicht in der Lage dem Bewohner in seiner Muttersprache Anweisungen zu geben oder Abläufe zu erklären. Das erzeugt Angst und Unsicherheit, die sich wiederum in Rückzug und Verweigerung wiederspiegelt.

Aus Sicht des Bewohners sind es also viele Umstände die Angst und Unsicherheit mit sich bringen und somit ein Leben im Seniorenwohnhaus für den Betroffenen schwierig erscheinen lassen.

4.5   Möglichkeiten aus der Sicht des Managements

Nach Darstellung der derzeitigen Probleme in der multikulturellen Pflege ergeben sich für das Management viele Möglichkeiten um den Bedürfnissen der muslimischen Bewohner und Bewohnerinnen nachzukommen und ihnen einen würdevollen letzten Lebensabschnitt zu ermöglichen.

Das Management ist gefordert sich mit dem Thema auseinandersetzten und offen für neue Wege zu sein. Diese zu beschreiten ist in verschiedenen Richtungen möglich.

Viele Probleme die aus Sicht des Personals bestehen ergeben sich daraus, dass es nicht mit dem Glauben des Islams vertraut sind. Bereichert man das Pflegepersonal mit

Kollegen(innen) aus verschiedenen Nationen sind dadurch viele Sprachen, aber auch viel Wissen um andere Kulturen, vorhanden mit denen man den im Umgang mit anderen Kulturen erweitern, Sprachbarrieren vermindern und die allgemeine Situation erleichtern kann. Durch Information über den islamischen Glauben werden die Mitarbeiter sensibilisiert, mit wichtigen Themen wie Tabu und Rituale vertraut gemacht, und somit wird das Miteinander für beide Seiten einfacher gestaltet.

Muslime sind dazu verpflichtet Almosen zu geben. Zu den Almosen zählen auch einem der Hilfe benötigt zu helfen. Bezieht man muslimische Freiwillige mit ein, so helfen sie dabei Verständigungsprobleme zu mildern, dem Personal verschiedene Floskeln beibringen um so das Vertrauen der Bewohner zu gewinnen. Ebenso kann mit wenig Aufwand beim Essen das Schweinefleisch mit Symbolbildern gekennzeichnet werden.

Durch Umgestalten eines vorhanden Raumes in einen Gebetsraum wird es den muslimischen Bewohnern ermöglicht das tägliche Gebet einzuhalten. Kontakte mit umliegenden Gebetshäusern oder Moscheen sind eine wertvolle Hilfe um die Räumlichkeiten richtig zu gestalten.

Um eine vertrautere Umgebung zu schaffen besteht die Möglichkeit einen Aufenthaltsraum im Haus zu einem türkischen Wohnzimmer verwandeln. Unter Einbindung von Angehörigen und Bewohnern wäre es ein Ort der Begegnung den sicher auch nicht muslimische Mitbewohner besuchen werden, um sich dort vielleicht an einen Urlaub zu erinnern oder nur aus Neugierde. Veranstaltungen zu den wichtigsten Festen des Islams sind in dieser Umgebung ebenso möglich wie eine gemeinsame Teestunde.

Bibliotheken mit deutschsprachigen Büchern kann man ohne große Mühe mit z.B. türkischsprachigen Büchern ergänzen und gemeinsame Lesenachmittage veranstalten.

Schulungen für Mitarbeiter im Umgang mit muslimischen Bewohnern können viele Verständigungsprobleme abbauen und das Miteinander wesentlich einfacher gestalten.

Im nachfolgenden Punkt wird ein Seniorenwohnhaus in Deutschland vorgestellt, in dem multikulturelles Pflegen seit 20 Jahren gelebt wird. Der Autorin hat dieses Haus besonders gefallen, da es ein vorzeigbares Beispiel ist wie es funktionieren kann.

5.   Modell eines interkulturellen Seniorenhauses in Deutschland

Das interkulturelle Seniorenwohnhaus „Am Sandberg" wurde im Jahr 1997 eröffnet und startete damals mit einem völlig neuen Konzept. Da es keinerlei Erfahrungswerte gab konnte man sich an nichts orientieren. Die Bewohner der ersten Stunde haben den Namen „DRK Multikulturelles Seniorenzentrum" selbst mit ausgewählt. Das Haus überzeugt durch eine offene Architektur und mit lichtdurchfluteten Gängen.

Das Team besteht derzeit aus 102 Mitarbeitern und Mitarbeiterinnen von denen 48 eine Zuwanderungsgeschichte haben. Die meisten haben die deutsche Staatsbürgerschaft. Sechsundzwanzig Mitarbeiter und Mitarbeiterinnen haben einen türkischen Hintergrund, vier einen russischen, drei einen polnischen und die verbleibenden fünfzehn kommt aus Kroatien, Tunesien, Syrien, den Niederlanden, der Ukraine, Algerien, dem Kongo und dem Irak. Sie arbeiten in verschiedenen Bereichen wie dem Management, der Pflege, der Haustechnik und der Küche.

Sie kümmern sich derzeit um 96 Bewohnerinnen und Bewohner von denen 23 aus der Türkei stammen, drei aus Russland, einer aus dem Kongo, einer aus Mazedonien und einer aus den Niederlanden. (Stand 09.10.2017)

Um auf die einzelnen Religionsgemeinschaften einzugehen, wurde sowohl für Christen als auch für Muslime ein Gebetsraum eingerichtet. Im Haus werden für alle Bewohnerinnen und Bewohner, sowie deren Angehörige, muslimische und christliche Feste ausgerichtet deren Besuch jedem freistehen.

Ein kleiner Auszug aus den bevorstehenden Festen soll dies verdeutlichen:

04.09.2017	15.00	Opferfest
21.10.2017	16.00	Gitarrenkonzert mit "Jung & Alt gemeinsam unterwegs
06.11.2017	10.30	KOM'MA Theater „Der Fuchs der den Verstand verlor"
24.11.2017	16.00	Erinnerungsfeier
25.11.2017	16.00	Flötenchor mit Frau Kruchen-Berns
29.11.2017	16.00	AWO-Chor „Weihnachtslieder"
17.12.2017	16.00	Adventkonzert mit dem MGV Baerl & Liederkranz

Darüber hinaus findet man ein vielfältiges Angebot wie Singen, Seniorengymnastik, Yoga, Gedächtnistraining, Bingo oder Basteln. Das multikulturelle Angebot wird durch den wöchentlichen Besuch eines Hodscha oder durch ein von ehrenamtlichen Mitarbeiterinnen vorbereitetes türkisches Frühstück vervollständigt. Regelmäßige Gottesdienste und Koranlesungen runden das Angebot ab.

Das Haus wird durch viele freiwillige Helferinnen und Helfer unterstützt. So können auch viele Aktivitäten mit den Bewohnern gemacht werden. Um Ausflüge zu unternehmen stehen zwei von der Stiftung Wohlfahrtspflege geförderte Kraftfahrzeuge zur Verfügung.

In der hauseigenen Küche wird das Essen frisch zu bereitet. Täglich stehen zwei Gerichte zur Auswahl die von berufserfahrenen Fachkräften zusammengestellt und zubereitet werden. Die kulturell bedingten Essensgewohnheiten werden so gut wie möglich berücksichtigt und Gerichte mit Schweinefleisch werden mit Piktogrammen für jeden erkennbar gekennzeichnet. Gezielte Angebote für dementiell Erkrankte, deren Essgewohnheiten verändert sein können, sorgen auch in diesem Rahmen für mehr Lebensqualität im Alter.

Die Autorin findet das „Haus am Sandberg" eine gelungene Einrichtung, die es sich offensichtlich zur Aufgabe gemacht hat, allen Menschen ein würdiges Altern zu ermöglichen. Hier wird aufgezeigt, dass es Möglichkeiten gibt verschiedene Kulturen zu vereinen und ein offenes Haus zu betreiben.

An dieser Stelle möchte ich mich bei Herrn Ralf Krause, Heimgeschäftsführung, für die Unterstützung bedanken.

6. Zusammenfassung und Ausblick

Zusammenfassend ergeben sich verschiedene Blickwinkel zu diesem Thema.

Der Glaube gibt Sicherheit, spendet Kraft und oftmals auch Trost, sei es als Bewohner oder Angehöriger. Es ist ganz egal, welcher Religion man angehört, denn jede von ihnen bewirkt dasselbe. Aber oftmals besinnt man sich erst in schweren Zeiten zurück zu seiner Religion und hält sich an dieser fest, da man sich hier Rettung und Hilfe erhofft. Für viele Menschen stellt der Glaube, die Religion, eine Orientierungshilfe dar, vor allem wenn es sich um Migranten handelt, die sich in einem oft noch fremden Land zurechtfinden müssen.

Grundregeln und Verbote des Islam zu kennen, verhindert schon im Vorfeld viele Konflikte, da man durch kleine Gesten eventuellem Konfliktpotential entgegenwirken kann.

Leininger sprach schon vor einigen Jahren von einer multikulturellen Gesellschaft. Heute ist eine noch stärker kulturell durchgemischte Bevölkerung anzutreffen, und aus diesem Grund ist das Management und die Pflege in Zukunft hier gefordert, den Bewohnern gerecht zu werden. Fehlende Sprachkenntnisse der älteren Migranten erschwert die Pflege zusätzlich. Hier muss Abhilfe geschafft werden. Sei es durch ein multikulturelles Personal oder auch freiwillige Helfer als Dolmetscher. Denn wer nicht verstehen kann, hat Angst. Wer Angst hat kooperiert nicht und somit wird die Pflege erschwert.

„Um also eine Verbesserung der interkulturellen Pflege zu gewährleisten, müsste neben vermehrten Fortbildungen zum Thema „Transkulturelle Pflege" ein größeres Angebot an muttersprachlichen Informationen bereitgestellt werden, wie z.B. vermehrte professionelle Dolmetscherdienste" (Schediwy 2005: 98).

Der Einsatz von Bildtafeln, die in allen Sprachen verständlich sind und in bestimmten Situationen zum Einsatz kommen könnten, wäre eine Möglichkeit. Aber auch multikulturelle Teams wären ein Vorschlag, der sich als hilfreich erweisen könnte (vgl. Schediwy 2005: 98).

Aus Sicht der Autorin ist es hilfreich sich mit dem „Fremden" auseinanderzusetzten und sich eine eigene Sichtweise über den Islam und anderen Kulturen und Glauben zu eraibeiten. Vorurteile müssen abgelegt werden um neue Wege beschreiten zu können. Durch besseres Verstehen einer anderen Kultur ist es auch leichter die Bedürfnisse zu verstehen.

Ausblicke:

In Zukunft wird sich die Pflege verändern müssen. Wünschenswert wäre es, den Blick auf das Multikulturelle zu wenden und jedem die Chance zu geben, mit seinen Wünschen und Vorstellungen den letzten Lebensabschnitt zu beschreiten. Es werden neue Herausforderungen in Bezug auf räumliche und emotionale Aspekte auftreten, die es umzusetzen und zu bewältigen gilt.

Nun liegt es am Management die verschiedenen Wege zu beschreiten und die sich ergebenden Möglichkeiten für ein würdevolles Altern im Seniorenwohnhaus auch für migrierte Bewohner umzusetzen. Es gilt Ausbildungen für das Pflegepersonal zu ermöglichen, strukturelle Veränderungen zu veranlassen und die Wünsche und Bedürfnisse fremder Religionen und Kulturen aufzugreifen und in den Tagesablauf zu integrieren. Wie man am Beispiel des „Haus am Sandberg" sehen kann, ist es möglich all diese neuen Anforderungen zu erfüllen. Es bedarf nur den Mut sich Neuem zu stellen und Ideen zu verwirklichen.

Ebenso ist die Politik gefordert multikulturelle Häuser zu fördern und die Umsetzung bereits in der Planungsphase von Neubauten zu unterstützen.

Literaturverzeichnis

ALBAN, S., LENNINGER, M., RRYNOLDS, C.L. (2000): Multikulturelle Pflege. München: Urban Fischer.

BAUER, W (2008): Zuwanderung nach Österreich, URL: http://www.forschungsnetzwerk.at/downloadpub/zuwanderung_nach_oesterreich_studie 2008_oegpp.pdf [Stand:30.07.2017].

BECKER, S.; WUNDERER, E.; SCHULTZ-GAMBARD, J. (2006): Muslimische Patienten. Ein Leitfaden zur interkulturellen Verständigung in Krankenhaus und Praxis. München: Zuckerschwerdt Verlag.

BIXA, U. (2005,3,8): Interkulturelles Lernen – Erfahrungsmöglichkeiten zwischen Faszination und Bedrohung, in: Österreichische Pflegezeitschrift 3: 8

DAVID M, Borde T. (2001): Kranksein in der Fremde? Türkische Migrantinnen im Krankenhaus, Frankfurt am Main: Mabuse, 2001

HALM, H (2011): Der Islam Geschichte und Gegenwart, 8. Aufl., München: C.H. Beck

HENNING, M (1901): Der Koran, in der Übersetzung von Henning Max basierend auf dem Projekt Gutenberg Version. URL: http://www.mobileread.com/forums/attachment.php?attachmentid=131414&d=1416597 142

HORACZEK, N.; WIESE, S. (2017): Gegen Vorurteile. Wie du dich mit guten Argumenten gegen dumme Behauptungen wehrst, Überarbeitet. u. aktualisiert. Neuauflage. Wien: Czernin,

KRECHT, V. (2002): Wissenschaft und Religion. Studien zur Geschichte der Religionsforschung in Deutschland 1871 bis 1933., Tübingen: Mohr Siebeck

KUHLMEY, A. (Hrsg.), (2005): Tabus in Medizin und Pflege. Frankfurt am Main: Peter Lang GmbH,

KÜNG, H. (2007): Das Christentum, Wesen und Geschichte. München: Piper

MERKT, H; SCHWEITZER, F; Biesinger A.(Hsrg). (2014): Interreligiöse Kompetenz in der Pflege Pädagogische Ansätze, theoretische Perspektiven und empirische Befunde

TOVAR, C. (2017) Religion Christentum, in planet-wissen URL: http://www.planet-wissen.de/kultur/religion/das_christentum/index.html [09.10.2017]

Statisik Austria (2017), URL: https://www.statistik.at/web_de/statistiken/menschen_und_gesellschaft/bevoelkerung/b evoelkerungsstruktur/bevoelkerung_nach_staatsangehoerigkeit_geburtsland/index.html [30.07.2017]

SCHEDIWY, U. (2005): Migrantinnen am Wochenbett. Eine pflegewissenschaftliche Studie am Sozialmedizinischen Zentrum Ost, Donauspital. Unveröffentlichte Diplomarbeit, Wien, 2005

URBAN, E. (2014): Transkulturelle Pflege am Lebensende Umgang mit Sterbenden und Verstorbenen unterschiedlicher Religionen und Kulturen, 2. Aufl., Stuttgart: Kohlhammer.

UZAREWICZ, C. (2002): Warum Kultursensible Pflege? Kampagne für eine kultursensible Altenhilfe, URL: http://www.muenchen.info/soz/pub/pdf/206_altenhilfe_publikation.pdf

LAND OBERÖSTERREICH (2017): Richtlinien für die Berücksichtigung religiöser Bedürfnisse in Krankenhäusern und Pflegeeinrichtungen. URL: http://www.landoberoesterreich.gv.at/files/publikationen/so_religioese_beduerfnisse.pdf [20.10.2017]

WUNN, I. (2006): Muslimische Patienten. Chancen und Grenzen religionsspezifischer Pflege. Stuttgart: Kohlhammer

ZIELKE-NADKARNI, A.:(2003a) Individualpflege als Herausforderung in multikulturellen Pflegesituationen. Eine ethnographische Studie mit türkisch und deutschen Frauen. Bern: Hans Huber

ZIELKE-NADKARNI, A.; SCHNEPP, W. (Hrsg.) (2003b): Pflege im kulturellen Kontext. Positionen – Forschungsergebnisse – Praxiserfahrungen. Bern: Hans Huber

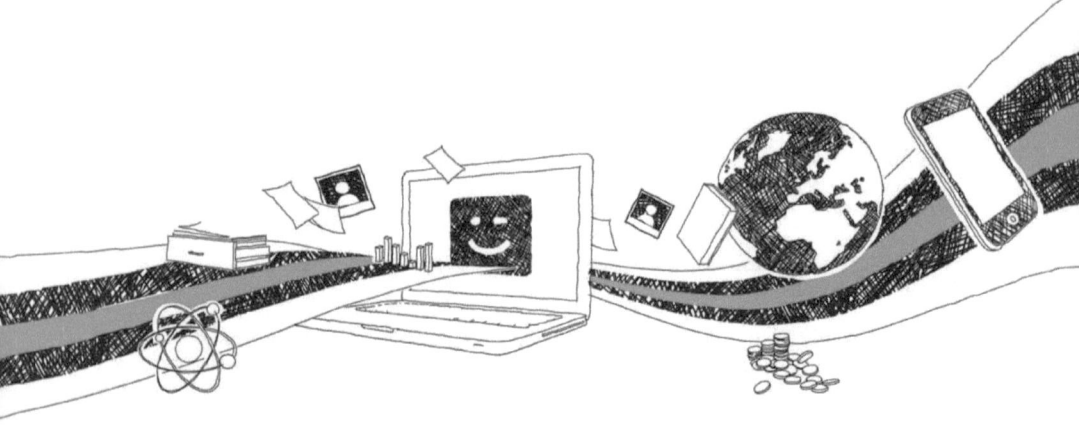
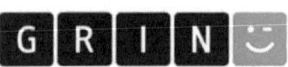